OBSERVATIONS

Pratiques

SUR

UN NOUVEAU TRAITEMENT

DE

LA GOUTTE,

Du Rhumatisme et des Affections des Nerfs

PAR LE DOCTEUR

ROBERT MAUVAGE.

PRIX : 50 C.

A Paris,
CHEZ L'AUTEUR,
CITÉ-BERGÈRE, N° 2 BIS.

1837.

OBSERVATIONS

Pratiques

SUR

UN NOUVEAU TRAITEMENT

DE

LA GOUTTE,

Du Rhumatisme et des Affections des Nerfs,

PAR LE DOCTEUR

ROBERT MAUVAGE.

PRIX : **50 C.**

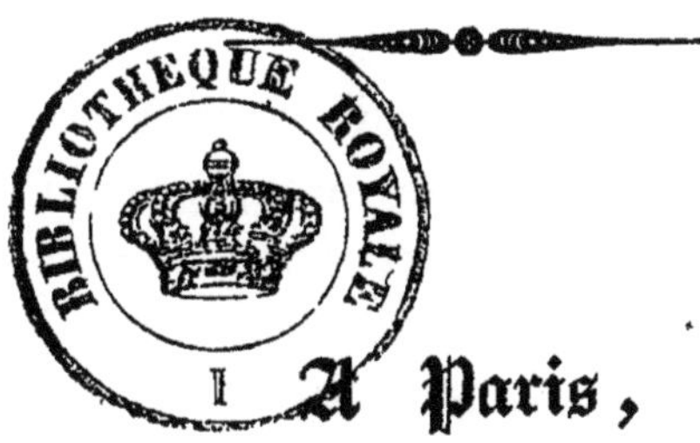

A Paris,

CHEZ L'AUTEUR,

CITÉ BERGÈRE, N° 2 BIS.

—

1837.

Dans cette analyse rapide et succinte, je ne donne qu'un léger aperçu de mes travaux sur le traitement des maladies goutteuses, rhumatismales et nerveuses; ce ne sera que dans un ouvrage convenablement développé, et qui ne tardera pas beaucoup à paraître, que cette matière sera traitée à fond, et que l'on trouvera un exposé complet de toutes mes expériences, avec tous les détails et les pièces justificatives à l'appui. Les succès qui ont été obtenus par le moyen que j'ai eu le bonheur de découvrir, l'ont déjà fait connaître d'une bonne partie de l'Europe ; mais il était indispensable que les médecins reçussent des explications détaillées sur la composition du remède, ses effets, la manière d'en faire usage, et les principales circonstances où l'on doit le prescrire : tel est donc le but principal de cet opuscule.

Il eut été hors de propos de donner ici la description de la goutte et de ses transformations multipliées, ainsi que celle de toutes les affections dites rhumatismales et nerveuses ; c'est un sujet trop vaste pour qu'on puisse le traiter convenablement dans un cadre exigu et consacré spécialement au traitement. Je renverrai donc pour cela à mon grand ouvrage, qui traite cette matière avec toute l'étendue nécessaire.

OBSERVATIONS

Pratiques

sur

LA GOUTTE,

LE RHUMATISME ET LES AFFECTIONS DES NERFS.

Le traitement des *maladies goutteuses, rhumatismales et nerveuses*, a fait jusqu'ici le désespoir du médecin : si quelques succès ont été obtenus, ils sont faciles à compter, tant ils sont rares.

Sydenham, Musgrave, Stahl, Stoll, Hoffman, Barthez, qui se sont occupés d'une manière spéciale du rhumatisme, et particulièrement de la goutte, en ont bien décrit la marche, les variétés, et surtout les symptômes ; mais tous en ont méconnu la nature et les véritables causes ; et voyant échouer presque toujours les moyens qui leur semblaient les plus rationels et les plus énergiques, et enfin tout ce que leur science et leur génie leur fit mettre en usage, ils avaient fini par abandonner ces maladies aux seules ressources de la nature : ils se contentaient de surveiller les accidens qui en sont la suite ou qui viennent les compliquer, et de prescrire un régime diététique approprié.

Presque tous ces médecins avouent, en outre, qu'il leur a été souvent impossible d'assigner des limites précises entre la goutte, le rhumatisme, certaines affections nerveuses, et surtout le rhumatisme articulaire, et de ne pas les confondre dans bien des circonstances. Ce ne sont pas seulement les anciens qui font cet aveu, bon nombre parmi les modernes conviennnent de cette vérité.

Baillou, Ch. Lerois, Rivière, Chesneau, qui brillèrent au dix-septième siècle, ont été beaucoup plus loin : la difficulté de distinguer le rhumatisme de la goutte dans une infinité de cas, leur fit émettre l'opinion que c'était une même et identique maladie. Pinel lui-même, laissant de côté la question d'identité, reconnaissait qu'il y avait fort souvent impossibilité de distinguer le rhumatisme de la goutte.

Le célèbre Whytt, qui avait étudié avec tant de soin la goutte et les maladies qui s'en rapprochent le plus, reconnut que fort souvent les affections nerveuses succédaient à la goutte, et que réciproquement la goutte venait remplacer les rhumatismes articulaires, et enfin les névroses les plus variées.

La vérité de l'assertion de Whytt est admise aujourd'hui par quelques observateurs; et Chaussier, dans sa table synoptique des névralgies, reconnaît que les personnes le plus souvent atteintes par les névralgies, sont celles qui ont des dispositions arthritiques.

Guilbert, qui s'est beaucoup occupé de ces affections dans ces derniers temps, émet l'opinion que la goutte, le rhumatisme et les névralgies doivent avoir une origine commune

Les faits qui constatent la réunion fréquente des névralgies à la goutte, indiquent des rapports intimes entre ces affections : et si l'on réfléchit à ce que des causes semblables déterminent indifféremment la goutte, le rhumatisme ou la névralgie ; que ces affections se transforment souvent les unes dans les autres; et qu'enfin elles sont influencées de la même manière par des traitemens semblables, n'est-on pas autorisé à croire qu'elles ont toutes une source commune, et que leur nature est identique ?

C'est frappé d'un tel rapprochement entre des maladies qu'on s'est si souvent obstiné à séparer, malgré les nombreux points de contact signalés par quelques bons observateurs, que je me déterminai à diriger mes travaux de ce côté ; et loin de regarder ma tâche comme remplie, lorsque j'eus observé leurs rapports, leurs causes et leurs effets si variés, et que je fus convaincu de l'identité de leur nature, je redoublai de zèle pour arriver à remplir une lacune des plus importantes.

Il ne suffit pas en effet de bien connaître les maladies, de pouvoir apprécier tous leurs symptômes et leurs variétés, l'essentiel est de pouvoir les guérir:

C'est donc vers ce but qui n'avait point encore été atteint pour une foule de maladies, et particulièrement pour la goutte, le rhumatisme et les maladies

nerveuses, qu'ont tendu depuis long-temps mes ef-
forts , et c'est le résultat de mon expérience que je
soumets aujourd'hui à l'appréciation des médecins
et du public.

On sait qu'un nombre infini de médicamens ont
été successivement employés contre ces redoutables
affections, et que l'expérience les a fait tous rejeter,
ou comme nuisibles, ou au moins comme inutiles.

Les médecins qui voyaient dans la goutte un
mouvement dépurateur, s'opposaient de toutes leurs
forces à ce qu'on arrêtât sa marche : ceux qui ne
voyaient que de la faiblesse, stimulaient ; ceux , au
contraire, qui ne la regardaient que comme une
irritation purement locale, avaient recours au traitement anti-phlogistique plus ou moins activement
dirigé ; d'autres enfin qui voulaient qu'elle fût le
produit d'une exubérance ou d'une décomposition
des humeurs , préconisaient les purgatifs comme
devant être une véritable panacée.

Le traitement de ces affections a suivi le plus
souvent la prédominence de tel ou tel système mé-
dical; mais avant qu'on ne systématisât la médecine,
comme depuis ce temps, l'on avait eu recours à toute
la thérapeutique connue, sans avoir pu également
découvrir un bon moyen curatif.

Le rhumatisme musculaire a sans doute été com-
battu quelquefois avec succès, mais toujours dans
certaines conditions qui sont restées inappréciables
jusqu'ici, et hors desquelles toute l'énergie médicale
échoue constamment.

Avant de décrire les effets du remède que j'ài découvert, je ferai quelques réflexions sur les diverses médications employées jusqu'à ce jour, afin qu'on puisse en comparer les résultats avec ceux que j'obtiens journellement.

1º Parmi les remèdes externes, on a employé avec profusion les frictions alcooliques, ammoniacales, vinaigrées, aromatiques, les fumigations benzoinées, succinées, les bains de vapeur simples ou aromatiques, le remède de Pradier, les moxas, les ventouses et les exutoires, les bains de marc de raisin, et même le contact du fer chaud, et enfin une foule d'autres topiques qu'il serait trop long d'énumérer.

Pour la goutte et le rhumatisme à l'état aigu, il est rare de ne pas voir ces médicamens produire une exaspération du mal, une exacerbation vive de la douleur, si l'on ne se hâte de les rejeter de suite. Sur le rhumatisme chronique peu douloureux, ces moyens sagement employés ont quelquefois procuré de l'amélioration; mais jamais il n'en est ainsi pour la goutte, même à l'état chronique; et si quelques malades en ont éprouvé du soulagement, il n'a jamais été que momentané, car il n'était obtenu que par le déplacement du mal, et de là une suite d'accidens qui aggravent toujours péniblement la position du malade. Parmi les médecins qui ont étudié avec soin les affections des nerfs, aucun ne pourra me contester que l'emploi des moyens précédens ait jamais produit un bon effet, et que la douleur qui en est un des plus graves effets, ait jamais manqué dé se développer avec une nouvelle intensité par leur usage continué.

2° Parmi les remèdes internes, on a particulière ment eu recours aux toniques, aux purgatifs de tout ordre, aux vomitifs, aux sudorifiques, aux narcotiques, parmi lesquels figure l'opium et ses produits divers au premier rang, aux préparations mercurielles, antimoniales et iodées, au colchique, aux anti-spasmodiques, aux diurétiques, etc. Quelques-unes de ces substances sont aujourd'hui abandonnées comme inutiles, tandis que d'autres sont encore employées, et principalement par les jeunes médecins.

Je ne suis pas surpris au reste qu'il en soit ainsi, et cela devait être jusqu'à ce que l'on pût mieux faire. Beaucoup de jeunes médecins, surtout à leur début dans la carrière médicale, ont pu être facilement séduits au premier abord des effets qu'ils ont obtenus de quelques narcotiques et des purgatifs; car il arrive quelquefois que ces moyens employés avec ménagement, produisent une amélioration sensible au début et font croire à une guérison prochaine; mais malheureusement l'illusion ne tarde jamais long-temps à disparaître. Sur quelques sujets vigoureux et d'une bonne constitution, l'erreur n'est pas toujours aussi promptement reconnue; mais par la continuation de la même médication, l'on voit bientôt se développer des accidens non moins graves que chez les personnes faibles et d'une constitution délicate: Ainsi, après quelques semaines, quelques mois même de répit, les douleurs reparaissent avec une nouvelle énergie, et la maladie qui n'avait été que masquée , reparaît le plus souvent avec les symptômes les plus alarmans.*

Ainsi, par les moyens internes et externes dont je viens de faire en partie l'énumération, la goutte, fixée d'abord aux petites articulations, ne tarde pas à envahir celles du genou, de la cuisse ou de l'épaule, les grosses articulations, enfin, et causer des désordres d'autant plus graves que les médicamens ont été plus énergiques, et que leur emploi a été plusprolongé ; et si malheureusement le mal , au lieu de se reporter à l'extérieur, vient à envahir le cerveau, la moëlle épinière , l'estomac , le cœur , les organes respiratoires, les intestins , le foie , les reins ou la vessie , quelle ressource reste-t-il à l'homme de l'art ? Il ne lui reste plus qu'à employer tous ses soins à rappeller le mal aux extrémités inférieures, mais on n'y réussit bien rarement ; et alors la goutte et même le rhumatisme, transportés sur ces organes par métastase, y causent des douleurs intolérables et des accidens qui deviennent toujours mortels au bout d'un temps plus ou moins prochain.

Si parmi tous les moyens de traitemens cités ci-dessus, je n'ai pas mentionné la méthode anti-phlogistique, c'est que je la mets tout-à-fait hors de ligne. En effet, si cette méthode a rarement réussi pour la guérison des affections goutteuses et rhumatismales, elle n'a presque jamais non plus provoqué d'accidens aussi graves que les autres méthodes, et je dois même reconnaître qu'employée avec une sage mesure et dans des cas déterminés, elle a produit quelques bons effets.

Ainsi, par exemple, au début de la goutte et du rhumatisme à l'état aigu, elle a produit quelques guérisons, mais ces succès sont réellement fort bornés, et j'en appellerai pour cela à tous les médecins de bonne foi qui ont observé et bien étudié la matière ; je n'exagère certainement pas en soutenant que les émissions sanguines n'ont pas réussi plus d'une fois sur quinze ou vingt, dans ces cas qui sont les seuls dans lesquels on en puisse faire l'application.

Dans la goutte et le rhumatisme articulaire chroniques, au contraire, les émissions sanguines, locales ou générales, affaiblissent le malade sans aucun avantage, elles diminuent la vitalité dans les tissus malades, elles suspendent souvent les secrétions cutanées ou les rendent plus difficiles, et bien loin de faire résorber le liquide épanché dans les bourses synovicales, lorsque ce cas se présente, elles ne font que l'accroître davantage. J'ai vu, en outre, l'emploi prolongé des émolliens sur les parties malades y produire des engorgemens fixes, et amener dans les tissus des altérations et des désorganisations telles qu'elles ont nécessité l'amputation, ou au moins des incisions ou des ponctions profondes pour donner issue au pus et au liquide épanchés.

Pour ce qui est des affections nerveuses, on a toujours été forcé de renoncer aux émissions sanguines, elles ont le plus ordinairement exaspéré la douleur et n'ont jamais produit l'effet désiré ; aussi les a-t-on entièrement abandonnées depuis quelques temps.

C'est donc presque uniquement sous le rapport du régime diététique que la méthode anti-phlogistique peut venir en aide au médecin, dans le traitement de la goutte, du rhumatisme et des névralgies, et c'est particulièrement sous ce point de vue que je mets cette méthode au-dessus de toutes celles usitées jusqu'ici.

Comment se ferait-il donc si ces maladies n'étaient que de simples irritations ou inflammations, que le traitement anti-phlogistique, qui réussit ordinairement si bien dans les inflammations franches, ne réussît presque jamais dans les affections précitées, exaspérât le mal si souvent, et rendît les malades moins aptes à le supporter en diminuant l'énergie vitale ?

Comment se fait-il si elles sont produites par l'exubérance ou la décomposition des humeurs, que les purgatifs de toute espèce, les dépuratifs, les sudorifiques, les exutoires et tout l'attirail enfin de la médecine humorale, viennent échouer constamment et produire des accidens funestes ?

Comment se fait si elles sont le résultat de la débilité, que les toniques et les irritans ne les guérissent jamais, et ne fassent ordinairement que compliquer et aggraver la position du malade ?

Ne suffit-il donc pas de cette action si incertaine

et si souvent nuisible des médicamens employés jusque-là, et des tâtonnemens du médecin, pour démontrer que là véritable nature du mal n'était pas connue, et faire abandonner à l'homme prudent des médications qui portaient le plus souvent le trouble dans l'économie, et exaspéraient les douleurs au lieu de les diminuer et de les enlever ?

Malgré les travaux des anciens et des modernes, la guérison de la goutte et du plus grand nombre de rhumatismes restait donc encore un problême à résoudre. Les affections des nerfs, encore plus obscures, n'étaient ni mieux appréciées, ni traitées avec plus de succès; elles étaient à peu près réfractaires à tous les moyens. Les sections de nerfs auxquelles on a eu recours dans ces derniers temps, sont des opérations douloureuses, qui présentent avec cela d'autres inconvéniens, et auxquelles on a encore été forcé de renoncer, car il est fort rare qu'elles aient rempli l'attente du médecin : aussi notre célèbre Dupuytren, frappé de l'inutilité et du danger même des divers moyens employés contre les douleurs nerveuses, se contentait-il de prescrire à ses malades le repos du moral et du physique, et la vie de la campagne.

Après avoir mûrement observé tous ces faits, après avoir analysé les travaux de tous les bons observateurs qui ont traité cette matière, et surtout après avoir reconnu l'identité des altérations qui résultent des maladies goutteuses, rhumatismales et nerveuses, ce que m'a confirmé l'analyse chimique mille fois répétée (chose bien importante et qui avait été négligée jusqu'ici) , je suis demeuré convaincu que ces maladies ont une cause et une nature identiques , qu'elles ne diffèrent entr'elles que par le genre d'organes attaqués, et qu'ainsi un même spécifique , s'il était possible de le découvrir , leur devrait être appliqué avec avantage.

J'avais, avant ce temps, employé tous les remèdes connus sans en avoir retiré plus d'avantage que mes confrères : j'en étais désespéré , car, fort souvent, malgré toute la prudence possible , j'obtenais des effets contraires à ceux que j'aurais voulu produire; mais qu'y avait-il de mieux à faire alors ? Il fallait bien suivre la voie la plus battue parmi celles qui paraissaient présenter le moins d'inconvéniens , puisque tout était incertitude et tâtonnement dans le traitement de ces maladies..

- Néanmoins, je ne désespérai pas : la spécifité du quinquina dans les fièvres intermittentes, l'action de l'iode sur les scrophules et le système glanduleux, celle de la digitale sur la circulation du sang , celle de l'opium sur le cerveau, celle du virus vaccin sur le virus variolique , celle enfin de divers autres médicamens qu'on ne peut s'empêcher d'admettre comme réellement spécifiques , m'encourageaient dans mes travaux et me faisaient espérer qu'il ne devait pas être impossible de découvrir un remède spécial pour la goutte particulièrement, qui certainement est une des plus déplorables maladies qui puissent affecter l'espèce humaine.

Médecin des hôpitaux, mon service m'offrait chaque jour l'occasion de faire de nouveaux essais et de nouvelles expériences, et je ne les négligeai pas. Je me trouvais dans les conditions les plus favorables pour atteindre le but; en effet, je pouvais avoir des malades en quantité suffisante, exercer sur les médications que je leur faisais subir la surveillance la plus active (chose fort difficile et souvent impossible ailleurs que dans les hôpitaux). J'étais en outre aidé dans toutes les analyses chimiques auxquelles il a fallu me livrer, par mon frère, pharmacien et chimiste distingué, dont les travaux m'ont été de la plus grande utilité; et cependant nous devons avouer que le hasard est venu nous aider à résoudre en partie notre problême, et que sans lui nous aurions pu travailler encore long-temps avant d'atteindre complétement le but.

Depuis un certain temps déjà, nous avions reconnu des propriétés actives et tout spéciales à un principe immédiat du Ruta Buccinata, plante de la famille des rutacées, ainsi qu'à un autre principe retiré de la famille des aparaginées : j'en avais obtenu des résultats inespérés, mais j'avais observé que l'union de ces deux substances ne jouissait plus d'une efficacité aussi prononcée, lorsque les maladies pour lesquelles je les employais étaient à l'état chronique, avec secrétion de produits anomaux; et que ce n'était que par un usage prolongé que l'on pouvait obtenir, dans ces cas, un résultat aussi avantageux qu'à l'état aigu. Cependant le plus difficile était obtenu : ce moyen rétablissait l'équilibre dans le système nerveux, calmait les violentes douleurs de la goutte et du rhumatisme à l'état aigu, sans produire la moindre répercussion à l'intérieur ni à l'extérieur, résultat bien important.

Il ne s'agissait plus que de découvrir un agent capable d'agir sur les secrétions qu'amène l'état chronique dans la goutte et le rhumatisme, d'exciter une légère perspiration cutannée, de donner du ton aux organes malades, sans provoquer d'irritation, et de les disposer ainsi à remplir leurs fonctions.

Le hasard donc vint à notre secours, je ne crains pas de le proclamer ; combien de découvertes heureuses ne lui doit-on pas, et ne lui devra-t-on pas encore à l'avenir ?

Un de nos malades, atteint d'un engorgement au genou à la suite d'une attaque de goutte plusieurs fois répétée, faisait usage depuis quelque temps du médicament précité, sans qu'on eût encore pu obtenir sa guérison; il n'y avait plus ni douleur ni sensibilité, maisle liquide épanché dans l'articulation ne diminuait que fort peu. Ce malade reçut alors la visite d'un ancien marin qui lui dit s'être guéri d'un engorgement semblable par l'application de cataplasmes composés seulement avec une plante qui lui avait été indiquée au Canada par un indigène.

Cet homme en avait rapporté une certaine quantité, il en donna à notre goutteux qui s'en servit sans nous en prévenir : je fus seulement fort étonné de voir le gonflement diminuer avec rapidité, et ce .

ne fut qu'après la guérison entière de cet homme que j'appris ce qui s'était passé. Le marin me remit quelques bottes de cette plante qui est tout-à-fait inconnue à l'Europe, et en ayant obtenu des succès non moins remarquables, j'employai tous les moyens pour m'en procurer, et quelques voyageurs (1) ont bien voulu m'en faire une certaine provision. C'est en reconnaissance du service rendu à l'humanité par celui qui me l'a fait connaître, que je lui ai donné le nom de Petrus Canadiensis, du nom du marin et de celui du pays qui l'a produite.

Cette plante doit être placée dans la famille des cucurbitaccées : tige flexueuse herbacée, feuilles alternes poilues ; fleur - monoïque ; calice à cinq divisions, corolle à cinq lobes réguliers, de couleur jaune pâle, cinq étamines en trois faisceaux, ovaire infère, style bifurqué, terminé par trois stigmates, fruit moyen charnu, graines nichées dans la pulpe, comprimées, embryon sans endosperme ; se trouve au pied des montagnes dans les lieux humides, bien exposés au midi et abrités des vents du nord.

Ce fut réellement alors que j'eus à m'applaudir de mes recherches et du bonheur inespéré que j'avais obtenu.

Les plus beaux succès vinrent bientôt récompenser mes travaux : un grand nombre de mes collègues me confièrent des malades dont la plupart avaient

____

(1) MM. les capitaines Lacroix et Pelletier auxquels j'en témoigne ici toute ma reconnaissance.

été abandonnés comme incurables, et une foule d'autres dont les douleurs n'avaient pu céder à tous les remèdes employés, et les uns et les autres furent promptement débarrassés de leurs infirmités.

Ce fut à l'état de principe immédiat que j'employai ces diverses substances médicamenteuses réunies; je les employai à l'intérieur et à l'extérieur simultanément: l'expérience m'a fait seulement apporter quelques modifications dans leur usage. Ainsi, ayant reconnu que leur action n'avait pas moins d'énergie et d'efficacité à l'extérieur seulement (l'absorption cutanée convenablement favorisée), et que, de cette manière, j'avais l'avantage inappréciable de pouvoir prescrire ce remède dans les cas les plus graves avec la plus entière innocuité, je m'empressai d'adopter ce mode de traitement; je me trouvai d'autant plus heureux de cette réussite que j'ai toujours eu une extrême répugnance pour les remèdes internes doués de quelque énergie, chez les sujets faibles ou épuisés par les maladies ou les traitemens, et qu'il se trouve une infinité de goutteux dans ce dernier cas.

Il me fut donc permis d'en étendre l'usage à un nombre immense de malades, dont la poitrine, l'estomac ou les intestins étaient dans un état tellement déplorable, que je n'aurais jamais osé les entreprendre auparavant, et que j'eus le bonheur de voir marcher vers une guérison certaine par l'emploi externe de ce seul médicament.

Les principes immédiats des plantes que j'emploie

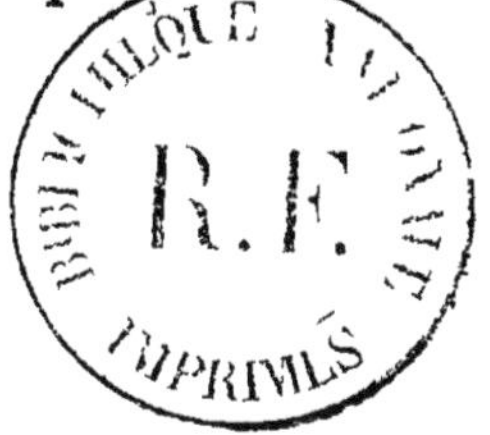

2

ne sont parfaitement solubles que dans l'alcool à 22
degrés,les huiles,les graisses et certains acides; mais
connaissant l'inconvénient des dissolvans alcooliques
dans la pluralité des circonstances (en effet les spi-
ritueux ont l'inconvénient grave de stimuler avec
trop d'activité, et une stimulation externe vive a
presque toujours du retentissement à l'intérieur, les
organes digestifs déjà mal disposés surtout en éprou-
vent des effets terribles , et la gastro-entérite vient
alors terminer d'une manière funeste la série des
phénomènes morbides); d'un autre côté les acides
présentent un inconvénient non moins grave, tandis
que les corps gras jouissent d'une parfaite innocuité.
J'ai donc donné la préférence à un corps gras , un
peu plus fluide que l'axonge, qui dissout parfaitement nos principes actifs, et qui , loin de s'opposer
à leur action ou de la dénaturer, la favorise plutôt,
n'empêche pas l'absorption, et ne peut, dans aucun
cas, produire la réaction la plus faible à l'intérieur,
ni même à l'extérieur.

C'est donc sous forme de pommade et sans l'aide
d'aucun autre adjuvant interne , que j'ai fait admi-
nistrer ce remède depuis un temps assez long déjà;
et l'expérience m'a pleinement convaincu qu'il jouissait d'une efficacité non moins grande sur les affections rhumatismales et nerveuses que sur la goutte :
ce qui vient encore à l'appui de mes idées théoriques
sur l'identité de leur nature.

Maintenant,je dois ici donner l'exposé de ses effets

généraux les plus remarquables , et voici le résultat de mes observations.

1º. Il régularise les secrétions naturelles : ainsi la transpiration cutanée est rappelée , la secrétion urinaire, si troublée chez les goutteux et les rhumatisés, est bientôt ramenée à l'état normal;

2º. Il agit d'une manière spéciale sur le système nerveux : c'est probablement cette action particulière qui donne à ce remède ses plus précieuses qualités; mais je suis forcé d'avouer que cette action, si bien démontrée, si incontestable, est encore inexplicable pour moi , malgré toutes mes recherches. Au surplus ceci n'est malheureusement pas rare en médecine : ainsi qui peut expliquer l'action du quinquina, celle de l'opium, de l'iode, du mercure et tant d'autres? L'essentiel est que cette action soit sensible et bienfaisante. Comment modifie-t-elle l'influx nerveux, est-ce à la manière des narcotiques ? c'est ici que j'avoue mon ignorance. Le fait est que ce médicament agit sur le système nerveux d'une manière très-favorable, et sans jamais avoir sur l'estomac ou le cerveau l'influence irritante la plus légère, ce qui est un grave inconvénient dans l'opium, ses préparations et les autres narcotiques;

3º Il favorise la digestion sans fatiguer ou irriter jamais l'estomac et les autres organes digestifs;

4º A la manière de la digitale il agit sur la circulation, il régularise l'action du cœur, effet si important dans le rhumatisme surtout, qui est si souvent compliqué de maladies du cœur ou des gros vaisseaux, *car-*

dites, *péricardites*, *endocardites*, *hypertrophies*, *ané-*
vrismes,etc.,qui s'opposent constamment à sa guérison lorsqu'elles sont négligées,ce qui n'arrive que trop
souvent,ces affections étant la plupart du temps mé-
connues à cause de la difficulté du diagnostic et du
peu d'attention que l'on porte en général à l'état du
cœur, surtout lorsqu'une affection locale douloureuse
vient absorber l'attention du malade et du médecin;

5° Il est doué d'une action chimique particulière
sur les fluides que produit l'attaque goutteuse , et
probablement aussi sur les organes qui sécrètent ces
fluides, puisque ces sécrétions morbides cessent de
se former, et que celles déjà formées peuvent disparaître encore avec assez de promptitude, lorsqu'elles
ne sont pas à l'état solide.

Tel est le résultat d'une observation attentive sur
les effets de ce médicament auquel j'ai donné le nom
d'Anti-Algique,à cause de sa propriété la plus immé-
diatement sensible, celle de calmer d'abord la douleur.

J'ajouterai encore qu'il est possible que la régula-
risation des sécrétions soit moins un effet immédiat
du médicament que la suite du rétablissement des
organes malades ; au reste que cet effet soit seulement médiat ou bien plutôt immédiat , comme j'en
ai l'opinion, le principal est le résultat obtenu.

Une explication incontestable des effets des médicamens importe bien moins à l'humanité que
l'authenticité des cures qu'ils peuvent procurer.

Mes premiers succès ont eu la plus grande publicité , un grand nombre de médecins civils et militaires ont été témoins des guérisons obtenues à l'aide de l'Anti-Algique; plusieurs d'entr'eux ont été guéris à l'aide du même moyen, et les plus incrédules, frappés de l'authenticité de ses effets, et rassurés sur les dangers qu'ils redoutaient dans quelques cas graves, le prescrivent aujourd'hui , à l'exclusion des autres médicamens contre la goutte , le rhumatisme et les névralgies. Depuis ce temps , j'ai reçu les rapports les plus authentiques sur la réussite de l'Anti-Algique , dans des cas désespérés, et je puis communiquer les pièces aux personnes qui le désireront. Je ne doute pas qu'un jour ce remède ne soit adopté par tous les médecins , mais cela ne peut être prochain ; il y a tant d'entêtemens et de préjugés à vaincre : on a pendant si long-temps regardé la goutte comme incurable , les affections des nerfs ont été si souvent exaspérées par les remèdes , et le rhumatisme lui-même a si souvent résisté, qu'on doit peu s'étonner de l'incrédulité du médecin, lorsqu'on lui annonce qu'on peut guérir ces affections par un seul et même remède, et surtout un remède externe : la conviction viendra avec le temps.

En résumé , que la goutte , le rhumatisme et les douleurs nerveuses, quelque soit l'âge ; la constitution , la faiblesse du sujet , la chronicité du mal , soient attaqués par l'Anti-Algique, en frictions ou en simples applications , on n'aura jamais à redouter la moindre révulsion à l'intérieur ou même à l'extérieur, et il n'y a pas une seule position exceptionnelle qui puisse faire rejeter ou ajourner son emploi.

D'un autre côté, si l'on considère le danger des remèdes internes employés jusqu'ici, par leur action sur les principaux viscères des goutteux, des rhumatisés et des névralgiques, crainte que le médecin doit avoir sans cesse sous les yeux, puisque ce n'est jamais par le mal local externe que périssent les malades, mais toujours par le transport de la lésion sur les organes internes, et que ce transport métastatique peut s'opérer, à la suite de la stimulation indirecte la plus faible. (Une métastase est d'autant plus à redouter chez les goutteux qu'il est rare que leurs viscères soient à l'état normal, et qu'alors il se trouvent prédisposés à devenir le siége de la maladie.)

Si l'on considère, en outre, que les stimulations externes ont aussi le grave inconvénient de produire des révulsions externes et internes; et que des révulsions même légères, souvent répétées, finissent par rendre le mal incurable ; l'on ne pourra s'empêcher de reconnaître une distance immense entre l'Anti-Algique et tous les autres remèdes employés jusqu'à ce jour contre la goutte, le rhumatisme et les douleurs nerveuses.

Je m'appuierai ici de l'opinion de Dupuytren lui-même pour dire aux goutteux, aux rhumatisés et aux névralgiques, évitez les remèdes internes, et parmi les remèdes externes, repoussez les préparations mercurielles, les fumigations excitantes, les topiques irritans, les fers chauds, etc. (1), ou vos souffrances n'auront plus de fin.

Depuis que l'Anti-Algique est en usage, on n'a vu que quelques rares récidives, et encore sont-elles survenues chez des personnes intempérantes, ou qui avaient trop tôt interrompu leur traitement, ou enfin qui s'étaient exposées aux mêmes influences qui avaient produit la maladie primitive ; néanmoins ces récidives ont encore disparu avec assez de promptitude, à l'aide d'un traitement suivi.

Pour la goutte récente , le rhumatisme aigu , les douleurs vives ou légères , fixes ou errantes , soit qu'elles surviennent après un refroidissement , un changement subit de température, une transpiration supprimée , des excès ou des passions vives , elles cessent toujours avec une étonnante promptitude.

Lorsque la maladie est très-ancienne et qu'elle a déjà fait des ravages , si la guérison se fait attendre plus longtemps, le soulagement n'en est souvent pas moins prompt , et moins décisif que dans les affections récentes et plus légères.

Les douleurs peuvent bien encore se renouveler à certains intervalles, mais elles deviennent de plus en plus rares avec le temps ; et la maladie, avec la dernière trace des douleurs qui l'accompagnent, finit

(1) Le fer à la chaleur blanche, qu'on promène le long de la colonne vertébrale , offre des dangers si imminens qu'il est étonnant que des médecins aient pu recourir à un semblable moyen

enfin par disparaître par un usage convenable du médicament,

L'emploi de l'Anti-Algique n'exige aucun régime sévère, ne change en rien les habitudes du malade, si, bien entendu, elles sont conformes à sa position. On peut l'employer dans toutes les saisons; et ce qui, je le répète, doit faire rejeter les autres médications; c'est qu'il n'est pas une position exceptionnelle, pas un cas, quelque grave qu'il soit, où l'on soit forcé de l'abandonner ; que jamais il ne peut apporter le plus léger trouble dans l'économie, tandis qu'il n'est pas un des autres moyens employés jusqu'ici, qui, s'il n'est pas inutile, n'ait souvent déterminé de graves accidens, et fortement compromis la santé.

MANIÈRE D'EMPLOYER LA POMMADE ANTI-ALGIQUE.

1° Pour les névralgies, quelque soit le siége de la douleur, soit aux membres, soit à l'abdomen, à la poitrine, sur le trajet de la colonne vertébrale, à la face ou au crâne, que la douleur soit vive ou légère, intermittente ou continue, fixe ou errante, on se frictionnera doucement, mais assez long-temps pour faire absorber par la peau une grande partie de la pommade employée ;

2° Lorsque la douleur ne cède pas à la première friction, il faut la renouveler de trois heures en trois heures jusqu'à ce que le soulagement soit prononcé;

3° On peut se contenter de pratiquer deux frictions par jour dans les cas ordinaires.

4° Lorsque les douleurs sont extrêmement vives et très-persistantes , il faut appliquer des cataplasmes de farine de lin (1), sur lesquels on étendra une cuillerée de pommade Anti-Algique. Ces cataplasmes favorisent l'absorption du remède et procurent ainsi de grands avantages;

5° Lorsque l'affection est très-ancienne , que la guérison n'arrive pas avec la promptitude ordinaire, il faut favoriser l'absorption par tous les moyens possibles ; ainsi, lorsque les cataplasmes préparés comme ci-dessus n'ont pas suffi pour déraciner le mal entièrement, je conseille un vésicatoire en général peu étendu, suivant les cas, et je fais panser ce vésicatoire avec la pommade Anti-Algique mêlée , à partie égale de pommade au Garou ou de pommade cantharidée, si le vésicatoire se desséchait trop vite. Le vésicatoire ne doit pas être appliqué sur le siége même du mal, mais à la moindre distance possible, car, pendant ce temps, les frictions seront encore continuées, avec ou sans l'aide du cataplasme sur la partie douloureuse. Je ferai observer qu'il est excessivement rare d'être obligé d'avoir recours au vésicatoire ; néanmoins, le cas échéant, il est utile que

(1) Il est nécessaire que la farine de lin soit bien pure, et par conséquent elle doit être prise chez un bon pharmacien. Les herboristes et les épiciers vendent cette farine mêlée aux résidus de graine de lin qui a servi à obtenir l'huile, et cette farine, très-souvent rance , produit des effets contraires à ceux qu'on veut obtenir.

l'on connaisse ce moyen qui jouit d'une très-grande puissance.

Il a souvent suffi d'un ou deux pansemens avec la pommade Anti-Algique pure pour obtenir de suite la cessation des douleurs les plus anciennes et les plus tenaces;

6° Lorsque l'affection nerveuse est interne, il faut se comporter exactement de la même manière ; on fera toujours les frictions sur les parties les plus rapprochées du siége du mal, autant que possible;

7° Pour les sciatiques, ou douleurs du nerf sciatiques, on suivra la même marche que ci-dessus; je n'ai jamais été forçé de recourir au vésicatoire dans ces cas qui résistaient auparavant à tous les moyens mis en usage ;

8° Pour le rhumatisme aigu ou chronique , musculaire ou articulaire , il faut suivre exactement la même marche que pour les affections nerveuses ;

9° Pour la goutte à l'état chronique sans rougeur ou douleur vive (goutte indolente), on se contentera de faire deux frictions par jour; et si le membre malade n'est pas atrophié, si enfin il y a encore quelque vitalité, la maladie doit être enlevée par de simples frictions aidées du moyen suivant : tous les soirs on appliquera un cataplasme composé avec les quatre farines résulutives du Codex (1), et de l'eau de gui-

(1) Les quatre farines résolutives du codex se composent de chaque parties égales de farine de fenugrec , de fève , d'orobe , de lupin blanc.

mauve ou de pavot, et l'on arrosera ce cataplasme d'une cuillerée de pommade Anti-Algique que l'on fera fondre à une douce chaleur.

Ce cataplasme sera comme à l'ordinaire appliqué à nu sur la peau, et recouvert ensuite d'un morceau de taffetas gommé qui puisse envelopper entièrement la partie malade. Trois ou quatre jours de ce traitement exactement suivi suffisent pour opérer le dégonflement, et dès que ceci est obtenu, on cesse ces cataplasmes pour employer alors les frictions seules, qui terminent le traitement;

10° Si la goutte est à l'état aigu, que le paroxime soit violent, qu'il y ait vive rougeur et douleur intolérable; alors, avant d'employer le remède, il faut commencer par diminuer l'état inflammatoire; à cet effet, on tiendra continuellement sur le membre malade des cataplasmes très-émolliens, composés avec la farine de lin, et la décoction de guimauve et de pavot convenablement renouvelés. Dès que l'état inflammatoire aura cessé, l'on aura recours à l'emploi de la pommade Anti-Algique, comme il a été prescrit pour la goutte chronique, en ayant toujours égard aux précautions indiquées;

11° Lorsque la goutte s'est portée sur des organes internes, tels que : l'estomac, les intestins, la vessie, etc., on agira de la manière suivante; la pommade Anti-Algique sera employée en frictions sur les parties les plus rapprochées du siége du mal, et son absorption devra être favorisée par tous les moyens indiqués déjà, c'est-à-dire par l'emploi des cataplasmes émolliens recouverts de pommade , et par un petit vésicatoire lorsque les frictions seules n'auront pas réussi , ce qui est fort rare. On est fort rarement obligé d'avoir recours aux vésicatoires qu'on fait du reste fort petits et qu'on panse avec la pommade Anti-Algique , ainsi qu'il est expliqué ci-dessus ;

12° Lorsque la douleur sera fixée au gros intestin, à la vessie ou à l'utérus, au plexus lombo-abdominal, au plexus sacré, ou même aux nerfs de la vie organique renfermés dans la cavité abdominale, on introduira, par l'intestin, en lavemens, une certaine quantité du remède; un gros de pommade dans une décoction de graine de lin et de pavot, pour un tiers ou un quart de lavement, au plus, me réussissent parfaitement. Ces remèdes doivent être renouvelés suivant le besoin, deux par jour sont ordinairement suffisans; il faut, bien entendu, que le malade puisse les garder. On aide toujours ce moyen par des frictions pratiquées sur l'abdomen et sur les parties les plus rapprochées du mal;

J'ai obtenu par ce moyen des guérisons inespérées, et , cependant, tout le monde sait qu'il avait été impossible, jusqu'à ce jour, de remédier aux accidens imminens qui résultent, toujours de la fixation de la goutte sur ces viscères importans.

Je dois ajouter que ce dernier mode me réussit également pour les rhumatismes occupant ces organes internes , soit primitivement , soit secondairement;

13° Pour les migraines , on doit se frictionner la

tête elle-même , mais on est souvent forcé de faire raser les cheveux pour pratiquer les frictions ;

14°. Enfin, je recommande aux rhumatisés et aux goutteux, de prendre seulement pour boisson, le soir en se couchant, et enfin lorsqu'ils auront un peu soif, une tasse d'infusion de tilleul, chaude et sucrée avec de sirop de violettes ou seulement avec du sucre.

Il est hors de mon sujet de détailler ici l'immense variété des affections des nerfs et les transformations si nombreuses de la goutte et du rhumatismes. Tout ce que je viens de dire, au sujet du traitement des principales , doit s'appliquer à toutes les autres variétés, je ne ferais que me répéter inutilement.

Il ne me reste plus qu'à donner quelques règles générales sur l'emploi du remède, et des meilleurs moyens à mettre en usage pendant le traitement.

Ainsi, toutes les frictions doivent être faites avec la main nue, une quantité de pommade Anti-Algique équivalant à la grosseur d'une noisette suffit pour une étendue de cinq à six pouces carrés, pour une friction.

On recouvre les parties frictionnées d'un papier brouillard fin (papier Joseph ou papier de soie), ou d'une bande de linge fin, qu'on fera servir pendant un certain temps à cet usage.

Les personnes , dont la peau est très-sensible à l'impression du froid , feront fondre la pommade à une douce chaleur avant de l'employer.

Il ne faut jamais développer de chaleur par les

frictions, l'irritation qui en résulte nuit à un prompt soulagement.

Lorsque la saison est favorable, les névralgiques avancent leur guérison et retirent de très-grands avantages des bains gélatineux (1).

Au reste, tous ceux qui font usage du remède doivent, au moins une ou deux fois par semaine, laver, au moyen d'une éponge, avec de l'eau tiède ordinaire ou bien de l'eau de guimauve, les parties qui ont été frictionnées, sans cela les pores de la peau s'obstruent, et le remède n'étant pas bien absorbé agit avec beaucoup plus de lenteur; c'est une précaution facile à prendre et que personne ne doit négliger.

Les goutteux, après leur entière guérison, feront bien de prendre quelques bains sulfureux, en continuant les frictions, pendant quelques temps encore; c'est un bon moyen pour consolider leur guérison et prévenir le retour de nouvelles attaques, car ils ne doivent pas oublier que la prédisposition à laquelle ils sont soumis est une cause suffisante d'une nouvelle invasion de la maladie, s'ils ne prennent aucune précaution préservatrice.

Pendant la période inflammatoire de la goutte et du rhumatisme, je n'ai pas besoin de dire qu'il faut observer la diète ; lorsque la fièvre tombe, on com-

(1) Pour faire un bain gélatineux, on met dans l'eau du bain une demi-livre de gélatine en poudre, cette gélatine est promptement fondue. On trouve cette gélatine chez tous les pharmaciens.

mence à nourir légèrement , et l'on revient , peu à peu, à un régime plus substantiel.

Un régime doux , l'emploi fréquent du lait , le repos, le calme de l'esprit , sont aussi les meilleurs adjuvans que l'on puisse choisir , avec l'usage de l'Anti-Algique , pour la guérison des *douleurs nerveuses*

Quelque soit au reste l'affection pour laquelle on emploie l'Anti-Algique , on doit toujours avoir soin que les matières fécales ne s'amassent pas dans l'intestin. Pour arriver à ce but , il faut prendre, de temps à autre, des demi-lavemens avec la graine de lin , l'eau de pruneau ou l'eau de guimauve. Ces moyens sont suffisans pour obtenir l'effet désiré.

Je n'insiste pas sur l'abstinence des liqueurs spiritueuses à laquelle doivent se soumettre les malades, c'est une règle prescrite par tous les médecins , et qui doit généralement être observée pendant le traitement.

Les goûtteux doivent en outre faire abstinence de vinaigre , de poivre et des alimens de difficile digestion. Je leur recommande encore d'éviter les repas du soir (soupers) , de manger peu de graisse, et de prendre en mangeant , et préférablement à toute autre boisson , de la bière légère. Ils devront prendre un exercice modéré , dès que les forces le leur permettront, et l'augmenter peu à peu. Je leur conseille d'éviter le froid , mais cependant de ne se pas couvrir de manière à provoquer une transpiration trop abondante. Ils doivent autant que possible avoir une habitation sèche et aérée, et pratiquer de temps en temps quelques frictions sur les parties qui ont été malades.

Ceux qui pourront prendre ces soins doivent être bien convaincus qu'ils se mettront entièrement à l'abri de nouvelles attaques.

Ces soins purement hygiéniques sont bien faciles à observer, et ils tiennent lieu de traitement préservatif à tous ceux qui ont été guéris par l'Anti-Algique.

Cette brochure se trouve chez le Docteur ROBERT MAUVAGE , *cité Bergère* , N.° 2 *bis* , et chez les Pharmaciens des principales villes de France et de l'Etranger.

NOTA. On trouvera les médicamens ci-dessus, d'après l'ordonnance , particulièrement , à la pharmacie Bergère, cité Bergère, n.° 2, à Paris.

Imprimerie de POLLET, SOUPE et GUILLOIS, rue Saint-Denis, 380,